LES

MALADIES CONTAGIEUSES

EN GÉNÉRAL

ET LES

AFFECTIONS CHARBONNEUSES

EN PARTICULIER

CONSIDÉRÉES AU POINT DE VUE DE LA NATURE DU VIRUS

Par T. GARCIN

Médecin-Vétérinaire, Membre titulaire de la Société académique
de Saint-Quentin,
Président de la Société de Médecine vétérinaire de l'Aisne, Membre associé
de la Société centrale de Médecine vétérinaire
de la Seine.

SAINT-QUENTIN
Imprimerie Ch. Poette, rue Croix-Belle-Porte, 19

1879

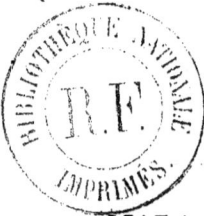

LES

MALADIES CONTAGIEUSES EN GÉNÉRAL

ET LES

AFFECTIONS CHARBONNEUSES EN PARTICULIER

Considérées au point de vue de la nature du Virus

LES
MALADIES CONTAGIEUSES
EN GÉNÉRAL

ET LES

AFFECTIONS CHARBONNEUSES

EN PARTICULIER

CONSIDÉRÉES AU POINT DE VUE DE LA NATURE DU VIRUS

Par T. GARCIN

Médecin-Vétérinaire, Membre titulaire de la Société académique
de Saint-Quentin,
Président de la Société de Médecine vétérinaire de l'Aisne, Membre associé
de la Société centrale de Médecine vétérinaire
de la Seine.

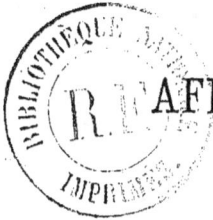

SAINT-QUENTIN

Imprimerie Ch. POETTE, rue Croix-Belle-Porte, 19

1879

LES MALADIES CONTAGIEUSES EN GÉNÉRAL

ET LES AFFECTIONS CHARBONNEUSES EN PARTICULIER

CONSIDÉRÉES AU POINT DE VUE DE LA NATURE DU VIRUS

———

I

De tout temps, les maladies épidémiques et contagieuses ont existé et exercé des ravages plus ou moins grands sur l'homme et les différentes espèces animales. Ces maladies, qui se transmettent d'un individu malade à un individu sain de la même espèce ou d'espèce différente, à l'aide d'un principe qui a reçu le nom de virus, offrent toutes des caractères différents qui, incontestablement, procèdent de la nature même de ce virus.

Ces maladies se divisent naturellement en deux groupes ou genres : les unes, que nous qualifierons d'exotiques parce qu'elles nous arrivent d'Orient, telles que le choléra, la peste, le typhus, la peste bovine, la clavelée, ne séjournent pas chez nous ; ce sont des oiseaux de passage qui se montrent tout à coup, se propagent par la contagion, font un certain nombre de victimes, et disparaissent ensuite sans laisser d'autres traces de leur passage, que les pertes qu'elles ont provoquées ; — les autres que, nécessairement, nous qualifierons d'indigènes, telles que la morve, la variole, le charbon, etc., etc., ne quittent jamais le pays : elles sévissent pendant un certain temps dans une contrée, en disparaissent ensuite pour revenir plus tard faire de nouvelles victimes ; mais toutes se montrent dans les vallées, la plaine et les montagnes, et c'est principalement à la belle saison qu'elles font le plus de ravages.

Quelle est donc la nature de ces maladies, ou plutôt, qu'est-ce que le virus qui en serait la cause ? Se forme-t-il spontanément sous l'action de causes particulières, ou se trouve-t-il tout formé dans la nature ? — Les auteurs déclarent généralement que le virus est un agent inconnu dans sa nature ; on trouve dans le dictionnaire de Nysten (édition de 1878), la définition qui suit : « On donne le nom de virus aux substances organiques d'une humeur quelconque ayant subi, par catalyse isomérique, une modification telle que, sans que les caractères physico-chimiques soient notablement changés, elles ont pris la propriété de transmettre la modification acquise aux substances organiques avec lesquelles elles sont mises en contact. » — Cette définition ne nous paraît pas admissible, par la raison que l'organisme dont il s'agit n'étant pas vivant, ne pourrait, introduit dans l'économie animale, résister à l'action du suc gastrique ni au mouvement de décomposition et de recomposition auquel l'ensemble de tout être vivant est soumis, et partant, se reproduire indéfiniment et passer dans un autre organisme pour y developper une maladie semblable à celle qu'il a provoquée et de laquelle il émane. Il ne pourrait donc, en tant qu'agent morbifique, exercer qu'une action locale et disparaître ensuite, ainsi que le font les poisons et les venins. Il est donc probable, et c'est notre pensée, que le virus est un être organisé et vivant, puisqu'il se reproduit indéfiniment ; s'il est vivant et si, ainsi que le démontrent les faits, la génération spontanée n'existe pas, il n'a pu se former de toutes pièces dans l'organisme où sa présence constitue une maladie. Déjà, M. Chauveau a démontré que dans chaque matière virulente, il y a une partie *amorphe* inactive et une partie *figurée* qui, seule, jouirait de la faculté de propager la maladie ; et MM. Davainne et Pasteur ont, d'un autre côté, péremptoirement démontré l'existence des bactéridies et des vibrions dans le sang des malades charbonneux et septicémiques. Le virus est donc un être organisé et vivant (microzoaire ou microphyte) qui s'introduit dans l'économie d'une manière quelconque pour s'y multiplier. D'où il faut tirer cette conséquence que les maladies contagieuses sont des maladies parasitaires.

Certes, nos moyens d'investigation ne nous permettent pas encore d'affirmer, par des faits objectifs, tout ce que nous avançons ici ; mais, à défaut de ces preuves qui ne se feront pas longtemps attendre, nous aurons recours à l'analogie. Avant que l'on eût découvert l'acare, on trouvait des causes pour expliquer la présence de la gale et sa propagation, et tant que les recherches microscopiques n'ont pu démontrer que le cœnure cérébral du mouton et le ver rubané du chien sont deux phases de l'existence d'un même individu, on a cherché, par des moyens divers, à expliquer la présence du cœnure dans la boîte craniennne du mouton. Enfin, si le phylloxéra et l'oïdium étaient assez petits pour échapper à nos sens, nous nierions encore la cause de la maladie de la vigne, celle du raisin et celles plus nombreuses encore dont les végétaux sont victimes.

Les recherches microscopiques ont déjà démontré que les infiniment petits sont très nombreux, qu'il y a chez eux, comme chez les grandes espèces une multiplicité considérable de genres, de races et de variétés. Van Bénéden, en nous faisant connaître les mœurs et les habitudes d'un grand nombre d'entre eux, dit que la plupart ont besoin de plus forts qu'eux pour parcourir leur existence. En effet, les infiniment petits ont deux manières d'être dans le cours de leur vie : ils sont libres ou logés ; à l'état de liberté, ils occupent les eaux, la terre, les plantes et l'air ; dans ce dernier cas, ils font partie constituante des effluves et des miasmes, et, quand ils sont logés dans un organisme quelconque, ils s'y multiplient, et leur présence constitue une maladie dont les caractères pathologiques démontrent les modifications qu'ils apportent dans les fonctions physiologiques. Enfin, l'animal, de même que le végétal, peuvent, au même instant, être habités par plusieurs sujets appartenant à des espèces différentes ; l'olivier, par exemple, peut souffrir du *Coccus*, cochenille qui attaque les arbres spéciaux au climat méditerranéen (orangers, figuiers, oliviers), et se nourrit de leur sève ; *l'hylérinus oleæ* se nourrit de la moëlle des jeunes bourgeons, *la tinea oléalla* se nourrit de la feuille ; il en est encore un autre dont le nom m'échappe, qui se nourrit de l'amande intérieure de l'olive, mais le plus relutdoeab de tous les insectes, c'est le *dacus oleæ* qui ronge la pulpe de l'olive.

Nous avons dit que parmi les infiniment petits, il en est qui, à une époque de leur existence, font partie constituante des effluves et des miasmes. C'est en effet ce que pensaient Varron, Columelle, Vitruve, de Kirken,

de Lange et Lancisy. Cette croyance fut plus tard sanc-
tionnée par quelques chimistes qui découvrirent dans les
effluves une matière organique particulière soluble dans
l'eau, et par M. de Gasparin qui, en ayant recueilli une
certaine quantité en condensant l'humidité contenue dans
cette rosée, en frictionna des moutons, leur en fit boire,
et vit alors l'hydrohémie se développer sur eux. M. le docteur L. Gigot (de Levron), ayant fait passer à l'aide d'un
aspirateur de grandes quantités d'air marécageux à travers
l'acide sulfurique parfaitement pur, et ayant examiné
celui-ci au microscope, y a reconnu des fragments de végétaux (feuilles, fibres, cellules), des grains de pollen,
des débris d'animalcules ; enfin, M. Pasteur ayant aussi
recueilli et analysé les poussières impalpables et animées
de mouvements giratoires, qui se trouvent en suspension
dans l'air, a reconnu qu'elles étaient formées en partie
d'éléments minéraux, en partie d'éléments organiques, et
parmi ces derniers, il a constaté la présence de nombreux
germes d'organismes inférieurs, végétaux et animaux
microscopiques ou de ce qu'on a appelé avec justesse des
microphytes et des microzoaires.

Ces infiniment petits, dont l'existence ne peut plus être
révoquée en doute, ne sont pas cosmopolites ; chaque
espèce occupe une région du globe qui convient à sa
nature ; aussi, la position géographique et topographique
des lieux, la constitution géologique du sol et son altitude
influent-ils considérablement sur la nature de ses habi-
tants. C'est ainsi que le delta de trois grands fleuves est
le berceau de trois grandes maladies pestilentielles ; le
delta du Nil est le berceau de la peste, celui du Gange fait
naître le choléra et le delta du Mississipi est la source de
la fièvre jaune ; la peste bovine règne en permanence dans
les steppes de la Russie et de la Hongrie ; enfin, le char-

bon, la morve, la rougeole et beaucoup d'autres n'abandonnent jamais l'Europe.

Un fait digne d'attention, c'est que le principe virulent (microzoaire ou microphyte) des maladies exotiques ne vit pas en liberté dans notre pays : aussi n'y est-il pas transporté par les vents ; il faut qu'il soit logé chez l'homme ou chez un animal quelconque, ou même renfermé dans quelque chose qui le garantisse de l'action du nouveau milieu dans lequel il se trouve, pour qu'il puisse parvenir jusqu'à nous. Arrivé dans une localité donnée, il y fait quelques victimes par contagion et disparait ensuite. C'est ce qui s'est présenté à Saint-Quentin en 1865 : le choléra n'existait pas dans cette ville ; Madame B... qui, jusque-là, avait joui d'une bonne santé, fut tout à coup, et sans signes précurseurs, prise, le 9 novembre, au matin, de diarrhée, puis de vomissements ; elle ne se décida à envoyer chercher un médecin que dans l'après-midi, lorsque les symptômes cholériques étaient déjà bien caractérisés. Mme B. succomba le lendemain 10 novembre dans la matinée. La cause de cette maladie fut attribuée à l'ouverture de colis de marchandises venant de Marseille (1).

M. le docteur Briquet dit, dans son rapport à M. le ministre de l'agriculture et du commerce, sur les épidémies de l'année 1875 : « Il est un fait aussi général que le précédent, qui prouve que les variations d'intensité qu'offre dans sa course, chaque épidémie, dépendent d'autre chose que de la nature du sol.

» Généralement, quand une épidémie de choléra pénètre dans un pays, elle y acquiert rapidement son maximum d'intensité, puis elle va graduellement en décroissant à mesure qu'elle avance dans ce pays, en allant en quelque

(1) Voir le procès-verbal du Conseil d'hygiène et de salubrité de Saint-Quentin (séance du 11 novembre 1865).

sorte en s'usant, et au moment où elle va finir, elle a alors son minimum d'intensité ; et cependant les diverses natures du sol d'une contrée quelconque ne varient pas assez pour expliquer les différences : ainsi en a-t-il été dans l'épidémie qui a régné en France en 1849 et qui a marché régulièrement du Nord au Midi.

» Les cinq premiers départements atteints ont eu entre le quart et le cinquième de leurs communes visité par le fléau avec une mortalité de 0,95 pour cent. — Les cinq départements atteints vers le milieu de l'épidémie ont eu le vingtième de leurs communes et une mortalité de 0,33. — Enfin, les cinq départements atteints les derniers, le 4/100e de leurs communes et une mortalité de 0,04 pour cent.

» Tout indique donc que les épidémies de choléra, hors de l'Inde sont gouvernées par autre chose que par la nature du sol. » Or, ces faits contiennent incontestablement la preuve de ce que nous avons avancé, à savoir, que le principe virulent (microzoaire ou microphyte) des épidémies exotiques, ne peut vivre chez nous à l'état de liberté. Toutefois, un fait récemment publié par notre confrère et ami, M. Félizet, d'Elbeuf, et c'est le seul de ce genre que nous connaissions, semble démontrer que le virus des maladies exotiques peut se conserver chez nous dans certaines conditions : en effet, deux vaches pâturaient tous les jours, depuis plusieurs années, sans être incommodées, sur un sol sableux calcaire où avaient été enfouis, à 1m 50 de profondeur, des bêtes mortes du typhus, en 1871 ; mais en 1877, au moment où des ouvriers remuaient la terre de la fosse, l'une d'elles vint, à plusieurs reprises, flairer la terre soulevée : peu de temps après, la peste se déclare sur cette bête et la fait mourir. Sa compagne, qui n'était point venue sur la fosse, s'est toujours bien portée. On a remarqué que la terre soulevée en 1877, à l'endroit de la fosse, était plus boueuse que celle du sol voisin.

Les virus des maladies contagieuses indigènes se conservent indéfiniment en liberté chez nous : malheureusement, on ne connaît pas toujours les lieux qu'ils occupent, et les conditions qui sont nécessaires à leur conservation. Nous trouvons, dans l'ouvrage de M. Becquerel, deux faits qui témoignent de la longévité de ces virus, en même temps qu'ils démontrent la force de résistance qu'ils opposent aux agents chimiques : « Le fossoyeur de Chelwod, dans le comté de Sommerset, ouvrit, le 30 septembre 1752, le tombeau d'un homme mort de la variole et inhumé depuis 30 ans ; la bière qui le renfermait était de chêne et bien conservée ; l'ouvrier en perça le couvercle avec sa bêche : aussitôt il s'éleva dans l'air une puanteur telle que le fossoyeur n'en avait jamais ressenti de pareille. Parmi les nombreux assistants, quatorze furent atteints de la variole au bout de quelques jours et la maladie s'étendit dans toute la contrée.

» Une dame qui avait succombé à la variole fut inhumée dans une église ; le monument qu'on lui érigea ne put être terminé que l'année suivante. Pour le construire, il fallut déplacer la pierre qui couvrait le cercueil ; celui-ci était de plomb et seulement à un pied de profondeur de la surface du sol ; il fut entamé dans cette manœuvre, et il en sortit aussitôt une vapeur fétide, qui fit mourir sur le coup un des ouvriers maçons ; diverses personnes s'évanouirent, et l'architecte Lory, qui était présent, et auquel on doit les détails de cet événement, fut atteint de la variole. » — GUÉRARD (Thèse de concours).

On ignore encore la durée du temps pendant laquelle

le virus morveux peut vivre en liberté et les conditions qui, en cet état, sont nécessaires à son existence ; mais on sait que si la morve est contagieuse d'un animal malade à un animal sain, celui-ci peut la contracter en habitant pendant quelque temps seulement le local précédemment fréquenté par des morveux et abandonné depuis plusieurs années.

Il y a une quarantaine d'années, on était encore habitué à voir chaque régiment de cavalerie traîner à sa suite un certain nombre de chevaux morveux. C'était une règle à laquelle nos régiments semblaient être fatalement condamnés ; cette maladie se montrait aussi sur les chevaux de nos exploitations rurales, et tous les moyens employés pour l'éviter ou pour s'en débarrasser, restaient trop souvent sans résultat favorable. Cet état de choses changea cependant dès que l'administration de la guerre eut prescrit l'abandon des anciennes écuries et que les incendies eurent fait disparaître de nos communes rurales les habitations insalubres où pullulaient les germes d'une foule de maladies. En effet, depuis une vingtaine d'années, la morve était devenue très rare dans nos régiments de cavalerie et dans nos campagnes ; mais depuis qu'en 1870 et 1871 des chevaux morveux de l'armée allemande ont fréquenté nos écuries civiles et militaires, cette maladie a reparu avec une certaine intensité sur nos chevaux. En 1871, les écuries de M. B..., cultivateur à V..., furent encombrées par des chevaux prussiens ; en 1873, et sans cause connue, la morve se montre sur quelques chevaux de la ferme : on les abat en 1874 ; deux ans après, en 1876, deux poulains, l'un de deux ans et l'autre de trois, nés et élevés dans la ferme, de laquelle ils ne sont jamais sortis, sont placés dans l'écurie précédemment occupée par les morveux abattus en 1874 : ils deviennent morveux à leur tour et sont abattus en 1877.

Ainsi, semblable au grain de blé qui, après avoir séjourné pendant plusieurs siècles dans un sarcophage, germe, végète et fructifie aussitôt son arrivée dans un milieu favorable à la germination, le principe virulent des maladies contagieuses se réveille, après un long sommeil, dès qu'il est incorporé dans un organisme vivant.

Enfin, les virus étant des êtres organisés vivants et la génération spontanée une chimère, il faut admettre que les maladies contagieuses existent depuis l'apparition des êtres organisés sur la terre, ce dont devraient se pénétrer les hétérogénistes.

II

Les maladies charbonneuses, dont nous allons nous occuper, sont virulentes et contagieuses ; elles existent aussi depuis l'origine des choses ; cependant, malgré leur ancienneté, ce ne serait guère que depuis la fin du XVIIe siècle qu'elles auraient été remarquées et étudiées en Italie et dans le midi de la France ; elles ont, depuis, visité la Bourgogne, la Franche-Comté, la Lorraine, la Champagne, l'Auvergne, l'Orléanais dont dépend la Beauce, puis le département de l'Aisne où nous les avons plus spécialement étudiées.

Leur marche vers le Nord de la France s'est opérée lentement et sans direction déterminée, car certaines localités sont restées indemnes alors que la maladie sévissait avec violence dans tout leur voisinage. D'après une enquête ouverte il y a une douzaine d'années par le docteur J. J. Guipon, médecin en chef des hôpitaux de Laon, les dé-

partements du Nord, de la Somme, du Pas-de-Calais, et
la région nord de celui des Ardennes, ne connaissaient
pas la maladie à cette dernière époque. On a dit et répété
qu'elles se sont souvent montrées dans les années d'inondations suivies de sécheresses, dans des endroits où existent des étangs, des marais ; dans ceux à sous-sol argileux,
calcaire, schisteux, argilo-calcaire; mais, d'après nos observa-
tions, on les rencontre indistinctement, quelle que soit du
reste la nature du sol, dans les vallées, la plaine et les
montagnes.

La cause de leur développement a été l'objet d'opinions
diverses ; les uns, l'ont trouvée dans l'usage de foins provenant de certaines prairies basses ou marécageuses; d'autres, dans les fourrages artificiels : le trèfle, la luzerne, etc.;
celui-ci l'a attribuée à des aliments trop succulents, celui-là
à une nourriture insuffisante, composée d'aliments altérés,
moisis, vaseux ; en un mot, autant d'auteurs qui ont traité la
question, autant d'idées qui ont été avancées; les miasmes,
les effluves n'ont pas été oubliés; enfin, M. Place l'attribue
à la présence de cryptogames sur certains fourrages ;
quoi qu'il en soit, ce sont généralement les fourrages sur
lesquels pèsent les plus nombreuses accusations. On serait
probablement resté encore fort longtemps dans cette
incertitude, si quelques esprits élevés, à la tête desquels
nous placerons M. Pasteur et M. Davaine, n'avaient
sacrifié leur temps et leur santé à la recherche de
la vérité. L'induction, l'analogie et l'observation des
faits, ont pu conduire et soutenir le courage de ces savants
expérimentateurs, mais c'est grâce au microscope, ce pré-
cieux instrument, qu'ils ont pu déchirer le voile qui nous
cachait le monde des infiniment petits, dont la connaissance
intime éclairera d'un nouveau jour la question qui nous
occupe. Déjà la lumière est faite sur ce point : on sait

que le principe virulent des affections charbonneuses consiste en un animalcule infiniment petit, auquel on a donné le nom de *bactéridie*, et dont la présence dans l'économie animale constitue la maladie et provoque la mort.

Le principe virulent du charbon, représenté par cet animalcule, est fixe et non volatile ; ses moyens de propagation sont : 1° les animaux contaminés qui le transportent au loin ; 2° les rivières qui le sèment sur leur passage ; 3° le fumier de ferme qui le porte dans les champs.

Par les animaux contaminés. — Quand un troupeau est atteint de sang de rate, le propriétaire, pour s'en débarrasser, le vend à un marchand ou le fait conduire au loin, dans un pays où la maladie n'existe pas et où elle est inconnue. Là, les malades ne recevront aucun soin, la maladie parcourra rapidement toutes ses périodes, et les bêtes une fois mortes, on enfouira les cadavres plus ou moins profondément dans le champ sur lequel on sèmera bientôt des plantes fourragères. Si la nature du sol le permet, la bactéridie, qui constitue le principe virulent du charbon, semblable au phylloxéra qui abandonne les racines de la vigne pour monter sur la tige et les branches du végétal, la bactéridie, dis-je, quoique privée de mouvements volontaires (elle est alors à l'état de corpuscule germe), mais poussée par une force quelconque, sortira de sa retraite pour monter se fixer sur les plantes qui, plus tard, seront consommées sur place ou à l'étable, par des animaux qui, fatalement deviendront charbonneux à leur tour. N'est-ce pas ainsi, du reste, que se passent les choses pour le tournis ? n'est-ce pas en mangeant l'herbe sur laquelle le chien a déposé le proglottis du tœnia que le mouton et le bœuf s'inoculent le cœnure ?

Ainsi c'est par le transport des malades que la maladie

se transporte au loin, et c'est par sa sortie de la fosse et son dépôt sur les végétaux, que le microbe charbonneux fait de nouvelles victimes.

Par les rivières. — Les rivières concourent aussi à la propapagation de la maladie : c'est quand elles reçoivent les détritus des cuirs et des peaux provenant de bêtes charbonneuses, que leur abandonnent les mégisseries, les tanneries et tous les établissements du même genre. Dans ce cas, c'est encore sur les plantes fourragères, quelle que soit leur nature, qui se trouvent sur les berges et sur les terrains avoisinant les rivières, que le petit parasite va attendre sa victime. Nous ferons remarquer ici que l'homme qui ne consomme les végétaux qu'après leur avoir fait subir une certaine préparation ne devient charbonneux que quand le virus lui est inoculé.

Par le fumier des fermes. — Le fumier devient le véhicule du virus charbonneux quand on lui abandonne les cadavres des bêtes mortes de cette maladie ; inutile de dire que cette voie conduit encore le parasite sur le végétal qui deviendra poison.

Nous avons consulté les différents rapports officiels qui ont traité cette question, et nous avons constaté que les faits qu'ils signalent, de même que ceux que nous avons recueillis dans notre pratique, témoignent en faveur de la nouvelle théorie. En effet, sur les montagnes de l'Auvergne, où le sol est calcaire, la maladie fait tous les ans de nombreuses victimes, parce que les bêtes qui y meurent du charbon sont immédiatement dépouillées et enfouies sur place, et que les plantes qui poussent sur ces fosses donnent le charbon aux bestiaux qui en mangent, qu'ils les consomment sur place ou à l'étable. M. Delfour, qui possède l'une des vacheries les plus considérables des montagnes de l'Auvergne, a déclaré que, depuis qu'on a pris le soin, à sa mon-

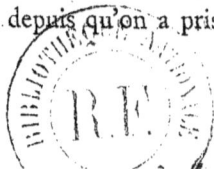

tagne, d'enfouir les cadavres des bêtes mortes dans une sorte de cimetière entouré de murailles, la maladie a beaucoup diminué et presque cessé. De pareils faits se sont montrés dans d'autres localités fréquentées par la maladie, dans la Beauce notamment; mais désirant ne pas multiplier les répétitions, nous nous bornerons à signaler ici ceux que nous avons observés dans le département de l'Aisne.

1er Fait. — En 1852, M. M..., cultivateur à C..., avait deux troupeaux de moutons; le sang de rate existait sur l'un et non sur l'autre. M. M... change les bergers de troupeau, laissant les bêtes à leur place dans les champs. La maladie continuant à sévir sur le même troupeau, sans se montrer dans l'autre, on remet chaque berger à la tête de son troupeau, et on change les animaux de place: immédiatement la maladie passe d'un troupeau à l'autre. Malheureusement, les bergers enfouissaient les cadavres des bêtes charbonneuses partout où elles succombaient, dans les champs et même dans la cour de la ferme, aussi la maladie prit de telles proportions dans cet établissement, qu'on ne peut plus aujourd'hui continuer l'élevage du mouton; on la voit encore, mais rarement, sur les bœufs et les vaches de l'exploitation, alors qu'elle est presque inconnue chez M. G... son plus proche voisin.

2me Fait. — Vadencourt est une ferme séparée de la commune de Maissemy par la vallée de l'Omignon. Le sang de rate, resté inconnu dans cette ferme jusqu'en 1858, se montre tout-à-coup sur un troupeau de moutons récemment achetés. Le propriétaire, M. Mascret, ne connaissant pas la maladie, ni le danger auquel il était exposé, laissa son berger enfouir les cadavres des bêtes mortes du charbon dans un sol destiné à recevoir des plantes fourragères; à partir de cette époque, et pendant plusieurs années successives, la maladie fit, tous les ans, un certain nombre de victimes. Ce n'est que depuis bientôt dix ans, c'est-à-dire depuis que l'on a pris la détermination de jeter les cadavres dans un puits à marne très profond, et de vendre les troupeaux dès l'apparition de la maladie, que le sang de rate a cessé de sévir à Vadencourt ; il ne s'est jamais montré sur les autres troupeaux de la commune.

3ᵐᵉ Fait. — La rivière d'Oise a sur sa rive gauche, à Ribemont, plusieurs ateliers de tannerie où l'on travaille les cuirs et les peaux de toute provenance ; parmi ces dépouilles se trouvent nécessairement celles des bêtes charbonneuses. Cette rivière débordant plus ou moins à peu près tous les ans, transporte sur les berges et sur les terrains environnants, le principe virulent contenu dans les détritus que leur abandonnent les tanneries. Aussi voit-on les maladies charbonneuses se montrer à peu près tous les ans dans le canton de Ribemont, uniquement sur la rive gauche de l'Oise et plus spécialement en aval de cette commune. Nous nous sommes assuré que de semblables faits se montrent fréquemment sur les bords de la Serre. Les affections charbonneuses étaient communes chez l'homme et les animaux dans le canton de Crécy, arrondissement de Meaux, alors qu'un certain nombre de mégisseries, de tanneries et de lavoirs publics, existaient dans ce pays, mais ces maladies y sont devenues très rares depuis la disparition de la plupart de ces industries.

4ᵐᵉ Fait. — En 1854, l'Oise déborda plusieurs fois à la suite de pluies abondantes ; redoutant les conséquences que cet état de choses pourrait avoir pour la santé des animaux que l'on abandonne dans la prairie aussitôt après la coupe des foins, je proposai à la Société académique de Saint-Quentin de demander à M. le Préfet si, en prévision des maladies que pourraient provoquer sur les animaux les grandes inondations de l'année, il ne serait pas opportun de supprimer temporairement ou définitivement l'usage du parcours et de la vaine pâture qui existe encore dans la vallée. La demande fut adressée à M. le Préfet qui en référa au Comice agricole de Saint-Quentin. Les membres du bureau de cette société décidèrent qu'un repas de fourrage sec distribué aux animaux avant de les lâcher dans la pâture, suffirait pour conjurer le mal. Les chaleurs de l'été furent peu intenses ; cependant, à l'automne suivant, les journaux signalèrent plusieurs cas de charbon.

Ces faits démontrent que le principe virulent pénètre l'organisme en passant par les voies digestives, mais les voies respiratoires se prêtent aussi quelquefois au passage de l'ennemi. En effet, nous trouvons dans un remarquable mémoire de notre confrère M. Garreau, publié dans le *Recueil vétérinaire* de l'année 1871, page 818, que, en 1840, au mois de juin, le sang de rate se montra dans le troupeau des bêtes à laine de M. P...; que ce propriétaire désirant le changer de place pour arrêter les progrès du mal, le fit conduire dans le domaine de son ami, M. B... Pendant l'émigration, qui dura trois semaines, vingt bêtes périrent et furent enfouies sur place, peu profondément ; le troupeau malade étant rentré chez son propriétaire, M. B... fit labourer le sol où avait parqué le troupeau malade et dans lequel se trouvaient enfouis les cadavres des bêtes mortes ; quarante-neuf jours après, les deux chevaux qui avaient été attelés à la charrue meurent du charbon. Un taureau de la même exploitation, s'échappe de la ferme, en se dirigeant vers l'endroit où vingt jours auparavant les cadavres des chevaux avaient été enfouis : il expira quarante jours après.

Il n'y a pas bien longtemps que le sang de rate et le charbon étaient encore considérés comme deux mala-

dies bien distinctes l'une de l'autre : nous n'en voulons pour preuve que ce que dit Delafond dans son traité des maladies de sang des bêtes à laine, publié en 1843. Ce professeur donne en effet à chacune de ces maladies des caractères distinctifs, et, s'il reconnaît la nature contagieuse au charbon, il la nie pour le sang de rate : « J'ai, dit-il, pris beau-
» coup d'informations auprès des bergers, des vétérinaires et
» des propriétaires sur la question de savoir si les personnes
» qui dépouillent les bêtes mortes du sang de rate se com-
» muniquent la maladie, et je n'ai recueilli aucun exemple
» constatant cette contagion. » De nos jours cette contagion est encore niée par un grand nombre de cultivateurs qui la traitent de chimère, aussi font-ils sacrifier les animaux dès l'apparition des premiers symptômes de la maladie (sang de rate) pour en faire consommer la chair au per-sonnel de la ferme, et envoient le surplus à la ville. Et, si pour se débarrasser de la maladie, ils font discrètement conduire leurs troupeaux malades au marché voisin ou ailleurs, c'est moins pour se soustraire aux réglements de police sanitaire, dont ils ignorent l'existence, que pour cacher à leurs voisins les pertes qu'ils éprouvent. Leur croyance sur ce point procède de l'immunité dont jouissent les chiens et les poules qui mangent les cadavres des bêtes mortes du sang de rate, et aussi de ce que leur a appris l'observation, à savoir : qu'il suffit de transporter le troupeau malade dans une autre localité, pour arrêter promptement les progrès du mal.

III

Aux faits pratiques qui précèdent, nous devons l'expli-cation théorique nécessaire pour être compris du plus grand nombre de nos lecteurs.

Nous l'avons dit, le principe virulent du charbon est un organite vivant, excessivement petit, microscopique, auquel on a donné le nom de bactéridie ; il se multiplie promptement et considérablement aussitôt qu'il arrive dans un organisme vivant, chez lequel sa présence constitue la maladie et provoque la mort. « Le charbon est donc, comme » le dit M. Pasteur, la maladie de la bactéridie, comme la » trichinose est la maladie de la trichine, comme la gale » est la maladie de l'acare qui lui est propre, avec cette » différence toutefois que dans le charbon, le parasite, » pour être aperçu, exige l'emploi du microscope et de » forts grossissements. »

Mais, M. Pasteur ne s'est pas borné à découvrir le microbe qui constitue la virulence du charbon, il en a encore étudié les mœurs, les habitudes et le mode d'action : aussi grâce aux brillantes découvertes obtenues par l'éminent physiologiste, on peut aujourd'hui suivre le microbe dans ses diverses évolutions et se rendre compte des ravages qu'il fait chez l'être qui le loge.

Ces expériences ont en effet démontré : 1° que les bactéridies charbonneuses, comme les vibrions de la putréfaction et les bactéries, sont des organites vivants qui peuvent revêtir des aspects essentiellement distincts : ils sont en fils translucides, déliés, de longueurs variables, se multipliant rapidement par scissiparité, ou bien en amas de petits corpuscules brillants formés spontanément dans la longueur des articles filiformes dont ils se séparent ensuite pour constituer des amas de points paraissant inertes, mais d'où peuvent sortir, en réalité, d'innombrables légions d'individus filiformes, se reproduisant de nouveau par scissiparité, jusqu'à ce qu'ils se résorbent à leur tour en corpuscules germes ;

2° Que la bactéridie charbonneuse ne se comporte pas

de la même manière dans ces deux cas ; que, sous la forme de filaments articulés, elle est aérobie et ne peut vivre sans oxygène ; qu'elle périt promptement en quelques jours dans le cadavre de l'animal auquel elle a donné la mort ; que, à l'état de granulations amorphes, auxquelles on a donné le nom de corpuscules germes, de spores, elle est anaérobie et se conserve dans l'humeur aqueuse ou même dans des liquides putréfiés, en conservant pendant long-temps, trois mois même, son activité virulente : des frag-ments de rate desséchés contenant des spores ont produit des affections charbonneuses au bout de quatre ans ;

3° Enfin que, un certain temps après la mort d'un ani-mal atteint du charbon, son sang peut ne plus contenir du tout des bactéridies, parce que les vibrions de la putréfac-tion, qui ne sont pas aérobies, qui n'ont pas besoin d'oxygène, et qui existent sur tout cadavre, se multiplient considérablement en peu de temps et se mettent en lieu et place de la bactéridie filiforme.

Il ressort donc des découvertes de M. Pasteur, que le mi-crobe à l'état filiforme, est aérobie, qu'il vit à l'aide de l'oxy-gène du sang dans lequel il nage et qu'il se multiplie promp-tement par scissiparité dans l'animal qui le loge, et auquel il donne la maladie et la mort ; qu'il disparaît promptement après la mort de celui-ci, mais non sans lais-ser dans le cadavre des corpuscules germes, des spores qui, étant anaérobies, comme le sont du reste les vibrions de la putréfaction avec lesquels ils vivent côte à côte, attendent plus ou moins longtemps, dans le lieu où ils se trouvent, qu'une force quelconque les porte sur un végétal pour de là pénétrer dans un autre organisme chez lequel ils trouveront le terrain favorable à leur éclosion, pour redevenir filiformes et se multiplier jusqu'à la mort de leur hôte.

Tel est le cercle que parcourt le microbe charbonneux dans le cours de son existence, mais ainsi que cela se passe pour d'autres parasites du même genre, c'est sur les muqueuses digestives et respiratoires que s'opère l'éclosion de son corpuscule germe, tout autre terrain ne lui étant pas favorable, ainsi que le démontrent les expériences entreprises à Chartres par M. Pasteur en présence de M. Boutet. En effet, l'inoculation pratiquée avec le sang d'un mouton mort du charbon depuis seize heures seulement contenant encore la bactéridie filiforme, a produit le charbon, tandis que la même opération pratiquée avec le sang d'un cheval mort depuis vingt heures et celui d'une vache morte depuis quarante-huit heures, n'a pas produit la même maladie, parce que ces liquides ne contenaient plus que des corpuscules germes qui, ainsi que nous venons de le voir, ne trouvent pas sous l'épiderme et dans le tissu cellulaire sous-cutané les éléments nécessaires à leur eclosion. D'où l'on peut tirer cette conséquence que, plus l'époque de la mort est éloignée de l'heure à laquelle on travaille le cadavre de l'animal charbonneux, moins il y a de danger pour l'opérateur. Enfin, si comme le pensent les physiologistes, la mort est la conséquence de l'obstruction des vaisseaux capillaires ou de la soustraction de l'oxygène du sang, ce qui suppose la présence d'un grand nombre de bactéridies, il faut admettre que l'immunité dont jouissent les personnes qui dépouillent les bêtes sacrifiées au début de la maladie, tient au petit nombre de bactéridies qui existent alors dans le cadavre.

Les clos d'équarrissage ont déjà rendu d'immenses services à l'humanité en retirant de la voie publique les charognes qu'on y rencontrait avant leur établissement; mais c'est par la coction à laquelle on y soumet les viandes et les os des cadavres qu'on y amène, qu'ils contribuent à la diminution des agents virulents. Aussi ces établissements étant relativement peu nombreux et partant souvent très éloignés du lieu du sinistre, conseillerons-nous aux cultivateurs qui sont obligés d'enfouir les cadavres dans les champs, de détruire par le feu tous les principes organiques contenus dans la fosse. Pour atteindre ce but, il faut, les cadavres ayant été préalablement tailladés et jetés dans la fosse, les couvrir de fascines que l'on arrose avec du pétrole avant d'y mettre le feu, mais toutefois après avoir couvert le tout avec des mottes de terre ainsi que cela se pratique pour l'écobuage.

Les tanneurs, les corroyeurs et les mégissiers devraient être forcés de n'abandonner à la rivière les détritus provenant des peaux et des cuirs qu'ils travaillent, qu'après les avoir décomposés par un agent chimique déposé dans un bassin *ad hoc*.

La question que nous venons de traiter est une de celles qui depuis longtemps ont eu le privilége d'occuper les médecins et les physiologistes, sans se laisser pénétrer, et aujourd'hui malgré les récentes et superbes découvertes dont quelques savants distingués ont enrichi la science, se trouve-t-elle encore dans les ténèbres. Aussi, si nous osons intervenir dans la question, c'est uniquement pour confirmer, par les faits pratiques que nous avons pu recueillir dans le cours de notre longue carrière médicale, les résultats obtenus par les recherches expérimentales auxquelles se livrent les savants dont nous avons plus haut cité les noms.

Octobre 1878.

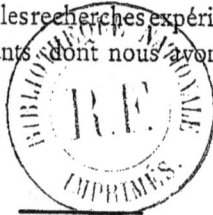

Saint-Quentin. — Imprimerie Ch. Poëtte.